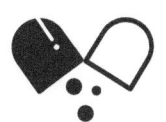

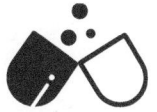

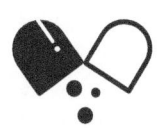

NOM GÉNÉRIQUE:

NOM COMMERCIAL:

CLASSE:

INDICATIONS

POSOLOGIE ET ADMINISTRATION

CONTRE INDICATIONS

INTÉRACTIONS MÉDICAMENTEUSES

EFFETS IDÉSIRABLES

NOTES:

NOM GÉNÉRIQUE:

NOM COMMERCIAL:

CLASSE:

INDICATIONS

POSOLOGIE ET ADMINISTRATION

CONTRE INDICATIONS

INTÉRACTIONS MÉDICAMENTEUSES

EFFETS IDÉSIRABLES

NOTES:

NOM GÉNÉRIQUE :

NOM COMMERCIAL :

CLASSE :

INDICATIONS

POSOLOGIE ET ADMINISTRATION

CONTRE INDICATIONS

INTÉRACTIONS MÉDICAMENTEUSES

EFFETS IDÉSIRABLES

NOTES :

NOM GÉNÉRIQUE:

NOM COMMERCIAL:

CLASSE:

INDICATIONS

POSOLOGIE ET ADMINISTRATION

CONTRE INDICATIONS

INTÉRACTIONS MÉDICAMENTEUSES

EFFETS IDÉSIRABLES

NOTES:

NOM GÉNÉRIQUE:

NOM COMMERCIAL:

CLASSE:

INDICATIONS

POSOLOGIE ET ADMINISTRATION

CONTRE INDICATIONS

INTÉRACTIONS MÉDICAMENTEUSES

EFFETS IDÉSIRABLES

NOTES:

NOM GÉNÉRIQUE:

NOM COMMERCIAL:

CLASSE:

INDICATIONS

POSOLOGIE ET ADMINISTRATION

CONTRE INDICATIONS

INTÉRACTIONS MÉDICAMENTEUSES

EFFETS IDÉSIRABLES

NOTES:

NOM GÉNÉRIQUE: CLASSE:

NOM COMMERCIAL:

INDICATIONS

POSOLOGIE ET ADMINISTRATION

CONTRE INDICATIONS

INTÉRACTIONS MÉDICAMENTEUSES

EFFETS IDÉSIRABLES

NOTES:

NOM GÉNÉRIQUE:

NOM COMMERCIAL:

CLASSE:

INDICATIONS	POSOLOGIE ET ADMINISTRATION	CONTRE INDICATIONS

INTÉRACTIONS MÉDICAMENTEUSES	EFFETS IDÉSIRABLES

NOTES:

NOM GÉNÉRIQUE:

NOM COMMERCIAL:

CLASSE:

INDICATIONS

POSOLOGIE ET ADMINISTRATION

CONTRE INDICATIONS

INTÉRACTIONS MÉDICAMENTEUSES

EFFETS IDÉSIRABLES

NOTES:

NOM GÉNÉRIQUE:

NOM COMMERCIAL:

CLASSE:

INDICATIONS

POSOLOGIE ET ADMINISTRATION

CONTRE INDICATIONS

INTÉRACTIONS MÉDICAMENTEUSES

EFFETS IDÉSIRABLES

NOTES:

NOM GÉNÉRIQUE:

NOM COMMERCIAL:

CLASSE:

INDICATIONS

POSOLOGIE ET ADMINISTRATION

CONTRE INDICATIONS

INTÉRACTIONS MÉDICAMENTEUSES

EFFETS IDÉSIRABLES

NOTES:

NOM GÉNÉRIQUE:

NOM COMMERCIAL:

CLASSE:

INDICATIONS

POSOLOGIE ET ADMINISTRATION

CONTRE INDICATIONS

INTÉRACTIONS MÉDICAMENTEUSES

EFFETS IDÉSIRABLES

NOTES:

NOM GÉNÉRIQUE:

NOM COMMERCIAL:

CLASSE:

INDICATIONS

POSOLOGIE ET ADMINISTRATION

CONTRE INDICATIONS

INTÉRACTIONS MÉDICAMENTEUSES

EFFETS IDÉSIRABLES

NOTES:

NOM GÉNÉRIQUE:

NOM COMMERCIAL:

CLASSE:

INDICATIONS

POSOLOGIE ET ADMINISTRATION

CONTRE INDICATIONS

INTÉRACTIONS MÉDICAMENTEUSES

EFFETS IDÉSIRABLES

NOTES:

NOM GÉNÉRIQUE:

NOM COMMERCIAL:

CLASSE:

INDICATIONS

POSOLOGIE ET ADMINISTRATION

CONTRE INDICATIONS

INTÉRACTIONS MÉDICAMENTEUSES

EFFETS IDÉSIRABLES

NOTES:

NOM GÉNÉRIQUE:

NOM COMMERCIAL:

CLASSE:

INDICATIONS

POSOLOGIE ET ADMINISTRATION

CONTRE INDICATIONS

INTÉRACTIONS MÉDICAMENTEUSES

EFFETS IDÉSIRABLES

NOTES:

NOM GÉNÉRIQUE:

NOM COMMERCIAL:

CLASSE:

INDICATIONS

POSOLOGIE ET ADMINISTRATION

CONTRE INDICATIONS

INTÉRACTIONS MÉDICAMENTEUSES

EFFETS IDÉSIRABLES

NOTES:

NOM GÉNÉRIQUE:

NOM COMMERCIAL:

CLASSE:

INDICATIONS

POSOLOGIE ET ADMINISTRATION

CONTRE INDICATIONS

INTÉRACTIONS MÉDICAMENTEUSES

EFFETS IDÉSIRABLES

NOTES:

NOM GÉNÉRIQUE:

NOM COMMERCIAL:

CLASSE:

INDICATIONS

POSOLOGIE ET ADMINISTRATION

CONTRE INDICATIONS

INTÉRACTIONS MÉDICAMENTEUSES

EFFETS IDÉSIRABLES

NOTES:

NOM GÉNÉRIQUE:
NOM COMMERCIAL:

CLASSE:

INDICATIONS

POSOLOGIE ET ADMINISTRATION

CONTRE INDICATIONS

INTÉRACTIONS MÉDICAMENTEUSES

EFFETS IDÉSIRABLES

NOTES:

NOM GÉNÉRIQUE: CLASSE:

NOM COMMERCIAL:

INDICATIONS	POSOLOGIE ET ADMINISTRATION	CONTRE INDICATIONS

INTÉRACTIONS MÉDICAMENTEUSES	EFFETS IDÉSIRABLES	
		NOTES:

NOM GÉNÉRIQUE:

NOM COMMERCIAL:

CLASSE:

INDICATIONS

POSOLOGIE ET ADMINISTRATION

CONTRE INDICATIONS

INTÉRACTIONS MÉDICAMENTEUSES

EFFETS IDÉSIRABLES

NOTES:

NOM GÉNÉRIQUE:

NOM COMMERCIAL:

CLASSE:

INDICATIONS

POSOLOGIE ET ADMINISTRATION

CONTRE INDICATIONS

INTÉRACTIONS MÉDICAMENTEUSES

EFFETS IDÉSIRABLES

NOTES:

NOM GÉNÉRIQUE:

NOM COMMERCIAL:

CLASSE:

INDICATIONS

POSOLOGIE ET ADMINISTRATION

CONTRE INDICATIONS

INTÉRACTIONS MÉDICAMENTEUSES

EFFETS IDÉSIRABLES

NOTES:

NOM GÉNÉRIQUE:

NOM COMMERCIAL:

CLASSE:

INDICATIONS

POSOLOGIE ET ADMINISTRATION

CONTRE INDICATIONS

INTÉRACTIONS MÉDICAMENTEUSES

EFFETS IDÉSIRABLES

NOTES:

NOM GÉNÉRIQUE:

NOM COMMERCIAL:

CLASSE:

INDICATIONS

POSOLOGIE ET ADMINISTRATION

CONTRE INDICATIONS

INTÉRACTIONS MÉDICAMENTEUSES

EFFETS IDÉSIRABLES

NOTES:

NOM GÉNÉRIQUE:

NOM COMMERCIAL:

CLASSE:

INDICATIONS

POSOLOGIE ET ADMINISTRATION

CONTRE INDICATIONS

INTÉRACTIONS MÉDICAMENTEUSES

EFFETS IDÉSIRABLES

NOTES:

NOM GÉNÉRIQUE: CLASSE:
NOM COMMERCIAL:

INDICATIONS	POSOLOGIE ET ADMINISTRATION	CONTRE INDICATIONS

INTÉRACTIONS MÉDICAMENTEUSES	EFFETS IDÉSIRABLES

NOTES:

NOM GÉNÉRIQUE:

NOM COMMERCIAL:

CLASSE:

INDICATIONS

POSOLOGIE ET ADMINISTRATION

CONTRE INDICATIONS

INTÉRACTIONS MÉDICAMENTEUSES

EFFETS IDÉSIRABLES

NOTES:

NOM GÉNÉRIQUE:

NOM COMMERCIAL:

CLASSE:

INDICATIONS

POSOLOGIE ET ADMINISTRATION

CONTRE INDICATIONS

INTÉRACTIONS MÉDICAMENTEUSES

EFFETS IDÉSIRABLES

NOTES:

NOM GÉNÉRIQUE:

NOM COMMERCIAL:

CLASSE:

INDICATIONS

POSOLOGIE ET ADMINISTRATION

CONTRE INDICATIONS

INTÉRACTIONS MÉDICAMENTEUSES

EFFETS IDÉSIRABLES

NOTES:

NOM GÉNÉRIQUE:

NOM COMMERCIAL:

CLASSE:

INDICATIONS

POSOLOGIE ET ADMINISTRATION

CONTRE INDICATIONS

INTÉRACTIONS MÉDICAMENTEUSES

EFFETS IDÉSIRABLES

NOTES:

NOM GÉNÉRIQUE:

NOM COMMERCIAL:

CLASSE:

INDICATIONS

POSOLOGIE ET ADMINISTRATION

CONTRE INDICATIONS

INTÉRACTIONS MÉDICAMENTEUSES

EFFETS IDÉSIRABLES

NOTES:

NOM GÉNÉRIQUE:

NOM COMMERCIAL:

CLASSE:

INDICATIONS

POSOLOGIE ET ADMINISTRATION

CONTRE INDICATIONS

INTÉRACTIONS MÉDICAMENTEUSES

EFFETS IDÉSIRABLES

NOTES:

NOM GÉNÉRIQUE: CLASSE:

NOM COMMERCIAL:

INDICATIONS

POSOLOGIE ET ADMINISTRATION

CONTRE INDICATIONS

INTÉRACTIONS MÉDICAMENTEUSES

EFFETS IDÉSIRABLES

NOTES:

NOM GÉNÉRIQUE:　　　　　　　　　　　CLASSE:

NOM COMMERCIAL:

INDICATIONS	POSOLOGIE ET ADMINISTRATION	CONTRE INDICATIONS

INTÉRACTIONS MÉDICAMENTEUSES	EFFETS IDÉSIRABLES	NOTES:

NOM GÉNÉRIQUE:

NOM COMMERCIAL:

CLASSE:

INDICATIONS

POSOLOGIE ET ADMINISTRATION

CONTRE INDICATIONS

INTÉRACTIONS MÉDICAMENTEUSES

EFFETS IDÉSIRABLES

NOTES:

NOM GÉNÉRIQUE: CLASSE:

NOM COMMERCIAL:

INDICATIONS	POSOLOGIE ET ADMINISTRATION	CONTRE INDICATIONS

INTÉRACTIONS MÉDICAMENTEUSES	EFFETS IDÉSIRABLES	
		NOTES:

NOM GÉNÉRIQUE:

NOM COMMERCIAL:

CLASSE:

INDICATIONS

POSOLOGIE ET ADMINISTRATION

CONTRE INDICATIONS

INTÉRACTIONS MÉDICAMENTEUSES

EFFETS IDÉSIRABLES

NOTES:

NOM GÉNÉRIQUE:

NOM COMMERCIAL:

CLASSE:

INDICATIONS

POSOLOGIE ET ADMINISTRATION

CONTRE INDICATIONS

INTÉRACTIONS MÉDICAMENTEUSES

EFFETS IDÉSIRABLES

NOTES:

NOM GÉNÉRIQUE:

NOM COMMERCIAL:

CLASSE:

INDICATIONS

POSOLOGIE ET ADMINISTRATION

CONTRE INDICATIONS

INTÉRACTIONS MÉDICAMENTEUSES

EFFETS IDÉSIRABLES

NOTES:

NOM GÉNÉRIQUE:

NOM COMMERCIAL:

CLASSE:

INDICATIONS

POSOLOGIE ET ADMINISTRATION

CONTRE INDICATIONS

INTÉRACTIONS MÉDICAMENTEUSES

EFFETS IDÉSIRABLES

NOTES:

NOM GÉNÉRIQUE:

NOM COMMERCIAL:

CLASSE:

INDICATIONS

POSOLOGIE ET ADMINISTRATION

CONTRE INDICATIONS

INTÉRACTIONS MÉDICAMENTEUSES

EFFETS IDÉSIRABLES

NOTES:

NOM GÉNÉRIQUE:

NOM COMMERCIAL:

CLASSE:

INDICATIONS

POSOLOGIE ET ADMINISTRATION

CONTRE INDICATIONS

INTÉRACTIONS MÉDICAMENTEUSES

EFFETS IDÉSIRABLES

NOTES:

NOM GÉNÉRIQUE:

NOM COMMERCIAL:

CLASSE:

INDICATIONS

POSOLOGIE ET ADMINISTRATION

CONTRE INDICATIONS

INTÉRACTIONS MÉDICAMENTEUSES

EFFETS IDÉSIRABLES

NOTES:

NOM GÉNÉRIQUE:

NOM COMMERCIAL:

CLASSE:

INDICATIONS

POSOLOGIE ET ADMINISTRATION

CONTRE INDICATIONS

INTÉRACTIONS MÉDICAMENTEUSES

EFFETS IDÉSIRABLES

NOTES:

NOM GÉNÉRIQUE:

NOM COMMERCIAL:

CLASSE:

INDICATIONS

POSOLOGIE ET ADMINISTRATION

CONTRE INDICATIONS

INTÉRACTIONS MÉDICAMENTEUSES

EFFETS IDÉSIRABLES

NOTES:

NOM GÉNÉRIQUE:

NOM COMMERCIAL:

CLASSE:

INDICATIONS

POSOLOGIE ET ADMINISTRATION

CONTRE INDICATIONS

INTÉRACTIONS MÉDICAMENTEUSES

EFFETS IDÉSIRABLES

NOTES:

NOM GÉNÉRIQUE:

NOM COMMERCIAL:

CLASSE:

INDICATIONS

POSOLOGIE ET ADMINISTRATION

CONTRE INDICATIONS

INTÉRACTIONS MÉDICAMENTEUSES

EFFETS IDÉSIRABLES

NOTES:

NOM GÉNÉRIQUE:

NOM COMMERCIAL:

CLASSE:

INDICATIONS

POSOLOGIE ET ADMINISTRATION

CONTRE INDICATIONS

INTÉRACTIONS MÉDICAMENTEUSES

EFFETS IDÉSIRABLES

NOTES:

NOM GÉNÉRIQUE:

NOM COMMERCIAL:

CLASSE:

INDICATIONS

POSOLOGIE ET ADMINISTRATION

CONTRE INDICATIONS

INTÉRACTIONS MÉDICAMENTEUSES

EFFETS IDÉSIRABLES

NOTES:

NOM GÉNÉRIQUE:

NOM COMMERCIAL:

CLASSE:

INDICATIONS

POSOLOGIE ET ADMINISTRATION

CONTRE INDICATIONS

INTÊRACTIONS MÊDICAMENTEUSES

EFFETS IDÉSIRABLES

NOTES:

NOM GÉNÉRIQUE: CLASSE:
NOM COMMERCIAL:

INDICATIONS	POSOLOGIE ET ADMINISTRATION	CONTRE INDICATIONS

INTÉRACTIONS MÉDICAMENTEUSES	EFFETS IDÉSIRABLES	NOTES:

NOM GÉNÉRIQUE:

NOM COMMERCIAL:

CLASSE:

INDICATIONS

POSOLOGIE ET ADMINISTRATION

CONTRE INDICATIONS

INTÉRACTIONS MÉDICAMENTEUSES

EFFETS IDÉSIRABLES

NOTES:

NOM GÉNÉRIQUE:

NOM COMMERCIAL:

CLASSE:

INDICATIONS	POSOLOGIE ET ADMINISTRATION	CONTRE INDICATIONS

INTÉRACTIONS MÉDICAMENTEUSES	EFFETS IDÉSIRABLES	NOTES:

NOM GÉNÉRIQUE:

NOM COMMERCIAL:

CLASSE:

INDICATIONS

POSOLOGIE ET ADMINISTRATION

CONTRE INDICATIONS

INTÉRACTIONS MÉDICAMENTEUSES

EFFETS IDÉSIRABLES

NOTES:

NOM GÉNÉRIQUE:

NOM COMMERCIAL:

CLASSE:

INDICATIONS

POSOLOGIE ET ADMINISTRATION

CONTRE INDICATIONS

INTÉRACTIONS MÉDICAMENTEUSES

EFFETS IDÉSIRABLES

NOTES:

NOM GÉNÉRIQUE:

NOM COMMERCIAL:

CLASSE:

INDICATIONS

POSOLOGIE ET ADMINISTRATION

CONTRE INDICATIONS

INTÉRACTIONS MÉDICAMENTEUSES

EFFETS IDÉSIRABLES

NOTES:

NOM GÉNÉRIQUE:

NOM COMMERCIAL:

CLASSE:

INDICATIONS

POSOLOGIE ET ADMINISTRATION

CONTRE INDICATIONS

INTÉRACTIONS MÉDICAMENTEUSES

EFFETS IDÉSIRABLES

NOTES:

NOM GÉNÉRIQUE:

NOM COMMERCIAL:

CLASSE:

INDICATIONS

POSOLOGIE ET ADMINISTRATION

CONTRE INDICATIONS

INTÉRACTIONS MÉDICAMENTEUSES

EFFETS IDÉSIRABLES

NOTES:

NOM GÉNÉRIQUE:

NOM COMMERCIAL:

CLASSE:

INDICATIONS

POSOLOGIE ET ADMINISTRATION

CONTRE INDICATIONS

INTÉRACTIONS MÉDICAMENTEUSES

EFFETS IDÉSIRABLES

NOTES:

NOM GÉNÉRIQUE:

NOM COMMERCIAL:

CLASSE:

INDICATIONS

POSOLOGIE ET ADMINISTRATION

CONTRE INDICATIONS

INTÉRACTIONS MÉDICAMENTEUSES

EFFETS IDÉSIRABLES

NOTES:

NOM GÉNÉRIQUE:

NOM COMMERCIAL:

CLASSE:

INDICATIONS

POSOLOGIE ET ADMINISTRATION

CONTRE INDICATIONS

INTÉRACTIONS MÉDICAMENTEUSES

EFFETS IDÉSIRABLES

NOTES:

NOM GÉNÉRIQUE:

NOM COMMERCIAL:

CLASSE:

INDICATIONS

POSOLOGIE ET ADMINISTRATION

CONTRE INDICATIONS

INTÊRACTIONS MÉDICAMENTEUSES

EFFETS IDÉSIRABLES

NOTES:

NOM GÉNÉRIQUE:

NOM COMMERCIAL:

CLASSE:

INDICATIONS

POSOLOGIE ET ADMINISTRATION

CONTRE INDICATIONS

INTÉRACTIONS MÉDICAMENTEUSES

EFFETS IDÉSIRABLES

NOTES:

NOM GÉNÉRIQUE: CLASSE:
NOM COMMERCIAL:

INDICATIONS	POSOLOGIE ET ADMINISTRATION	CONTRE INDICATIONS

INTÉRACTIONS MÉDICAMENTEUSES	EFFETS IDÉSIRABLES	NOTES:

NOM GÉNÉRIQUE:
NOM COMMERCIAL:

CLASSE:

INDICATIONS

POSOLOGIE ET ADMINISTRATION

CONTRE INDICATIONS

INTÉRACTIONS MÉDICAMENTEUSES

EFFETS IDÉSIRABLES

NOTES:

NOM GÉNÉRIQUE:

NOM COMMERCIAL:

CLASSE:

INDICATIONS

POSOLOGIE ET ADMINISTRATION

CONTRE INDICATIONS

INTÉRACTIONS MÉDICAMENTEUSES

EFFETS IDÉSIRABLES

NOTES:

NOM GÉNÉRIQUE:

NOM COMMERCIAL:

CLASSE:

INDICATIONS

POSOLOGIE ET ADMINISTRATION

CONTRE INDICATIONS

INTÉRACTIONS MÉDICAMENTEUSES

EFFETS IDÉSIRABLES

NOTES:

NOM GÉNÉRIQUE:

NOM COMMERCIAL:

CLASSE:

INDICATIONS

POSOLOGIE ET ADMINISTRATION

CONTRE INDICATIONS

INTÉRACTIONS MÉDICAMENTEUSES

EFFETS IDÉSIRABLES

NOTES:

NOM GÉNÉRIQUE:

NOM COMMERCIAL:

CLASSE:

INDICATIONS

POSOLOGIE ET ADMINISTRATION

CONTRE INDICATIONS

INTÉRACTIONS MÉDICAMENTEUSES

EFFETS IDÉSIRABLES

NOTES:

NOM GÉNÉRIQUE: CLASSE:
NOM COMMERCIAL:

INDICATIONS	POSOLOGIE ET ADMINISTRATION	CONTRE INDICATIONS

INTÉRACTIONS MÉDICAMENTEUSES	EFFETS IDÉSIRABLES

NOTES:

NOM GÉNÉRIQUE:

NOM COMMERCIAL:

CLASSE:

INDICATIONS

POSOLOGIE ET ADMINISTRATION

CONTRE INDICATIONS

INTÉRACTIONS MÉDICAMENTEUSES

EFFETS IDÉSIRABLES

NOTES:

NOM GÉNÉRIQUE: CLASSE:

NOM COMMERCIAL:

INDICATIONS	POSOLOGIE ET ADMINISTRATION	CONTRE INDICATIONS

INTÉRACTIONS MÉDICAMENTEUSES	EFFETS IDÉSIRABLES

NOTES:

NOM GÉNÉRIQUE:

NOM COMMERCIAL:

CLASSE:

INDICATIONS

POSOLOGIE ET ADMINISTRATION

CONTRE INDICATIONS

INTÉRACTIONS MÉDICAMENTEUSES

EFFETS IDÉSIRABLES

NOTES:

NOM GÉNÉRIQUE:

NOM COMMERCIAL:

CLASSE:

INDICATIONS

POSOLOGIE ET ADMINISTRATION

CONTRE INDICATIONS

INTÉRACTIONS MÉDICAMENTEUSES

EFFETS IDÉSIRABLES

NOTES:

NOM GÉNÉRIQUE:

NOM COMMERCIAL:

CLASSE:

INDICATIONS

POSOLOGIE ET ADMINISTRATION

CONTRE INDICATIONS

INTÉRACTIONS MÉDICAMENTEUSES

EFFETS IDÉSIRABLES

NOTES:

NOM GÉNÉRIQUE: CLASSE:

NOM COMMERCIAL:

INDICATIONS	POSOLOGIE ET ADMINISTRATION	CONTRE INDICATIONS

INTÉRACTIONS MÉDICAMENTEUSES	EFFETS IDÉSIRABLES	NOTES:

NOM GÉNÉRIQUE:

NOM COMMERCIAL:

CLASSE:

INDICATIONS

POSOLOGIE ET ADMINISTRATION

CONTRE INDICATIONS

INTÉRACTIONS MÉDICAMENTEUSES

EFFETS IDÉSIRABLES

NOTES:

NOM GÉNÉRIQUE:

NOM COMMERCIAL:

CLASSE:

INDICATIONS

POSOLOGIE ET ADMINISTRATION

CONTRE INDICATIONS

INTÉRACTIONS MÉDICAMENTEUSES

EFFETS IDÉSIRABLES

NOTES:

NOM GÉNÉRIQUE:

NOM COMMERCIAL:

CLASSE:

INDICATIONS

POSOLOGIE ET ADMINISTRATION

CONTRE INDICATIONS

INTÉRACTIONS MÉDICAMENTEUSES

EFFETS IDÉSIRABLES

NOTES:

NOM GÉNÉRIQUE:
NOM COMMERCIAL:

CLASSE:

INDICATIONS

POSOLOGIE ET ADMINISTRATION

CONTRE INDICATIONS

INTÉRACTIONS MÉDICAMENTEUSES

EFFETS IDÉSIRABLES

NOTES:

NOM GÉNÉRIQUE:　　　　　　　　　　　CLASSE:

NOM COMMERCIAL:

INDICATIONS	POSOLOGIE ET ADMINISTRATION	CONTRE INDICATIONS

INTÉRACTIONS MÉDICAMENTEUSES	EFFETS IDÉSIRABLES	NOTES:

NOM GÉNÉRIQUE:

NOM COMMERCIAL:

CLASSE:

INDICATIONS

POSOLOGIE ET ADMINISTRATION

CONTRE INDICATIONS

INTÉRACTIONS MÉDICAMENTEUSES

EFFETS IDÉSIRABLES

NOTES:

NOM GÉNÉRIQUE:
NOM COMMERCIAL:

CLASSE:

INDICATIONS

POSOLOGIE ET ADMINISTRATION

CONTRE INDICATIONS

INTÉRACTIONS MÉDICAMENTEUSES

EFFETS IDÉSIRABLES

NOTES:

NOM GÉNÉRIQUE: CLASSE:
NOM COMMERCIAL:

INDICATIONS	POSOLOGIE ET ADMINISTRATION	CONTRE INDICATIONS

INTÉRACTIONS MÉDICAMENTEUSES	EFFETS IDÉSIRABLES	NOTES:

NOM GÉNÉRIQUE:

NOM COMMERCIAL:

CLASSE:

INDICATIONS

POSOLOGIE ET ADMINISTRATION

CONTRE INDICATIONS

INTÉRACTIONS MÉDICAMENTEUSES

EFFETS IDÉSIRABLES

NOTES:

NOM GÉNÉRIQUE:

NOM COMMERCIAL:

CLASSE:

INDICATIONS

POSOLOGIE ET ADMINISTRATION

CONTRE INDICATIONS

INTÉRACTIONS MÉDICAMENTEUSES

EFFETS IDÉSIRABLES

NOTES:

NOM GÉNÉRIQUE:
NOM COMMERCIAL:

CLASSE:

INDICATIONS

POSOLOGIE ET ADMINISTRATION

CONTRE INDICATIONS

INTERACTIONS MÉDICAMENTEUSES

EFFETS INDÉSIRABLES

NOTES:

NOM GÉNÉRIQUE: CLASSE:
NOM COMMERCIAL:

INDICATIONS	POSOLOGIE ET ADMINISTRATION	CONTRE INDICATIONS

INTÉRACTIONS MÉDICAMENTEUSES	EFFETS IDÉSIRABLES	NOTES:

NOM GÉNÉRIQUE:

NOM COMMERCIAL:

CLASSE:

INDICATIONS

POSOLOGIE ET ADMINISTRATION

CONTRE INDICATIONS

INTÉRACTIONS MÉDICAMENTEUSES

EFFETS IDÉSIRABLES

NOTES:

NOM GÉNÉRIQUE: CLASSE:
NOM COMMERCIAL:

INDICATIONS	POSOLOGIE ET ADMINISTRATION	CONTRE INDICATIONS

INTÉRACTIONS MÉDICAMENTEUSES	EFFETS IDÉSIRABLES

NOTES:

NOM GÉNÉRIQUE:

NOM COMMERCIAL:

CLASSE:

INDICATIONS

POSOLOGIE ET ADMINISTRATION

CONTRE INDICATIONS

INTÉRACTIONS MÉDICAMENTEUSES

EFFETS IDÉSIRABLES

NOTES:

NOM GÉNÉRIQUE:　　　　　　　　　　CLASSE:
NOM COMMERCIAL:

INDICATIONS

POSOLOGIE ET ADMINISTRATION

CONTRE INDICATIONS

INTÉRACTIONS MÉDICAMENTEUSES

EFFETS IDÉSIRABLES

NOTES:

NOM GÉNÉRIQUE:

NOM COMMERCIAL:

CLASSE:

INDICATIONS

POSOLOGIE ET ADMINISTRATION

CONTRE INDICATIONS

INTÉRACTIONS MÉDICAMENTEUSES

EFFETS IDÉSIRABLES

NOTES:

NOM GÉNÉRIQUE:

NOM COMMERCIAL:

CLASSE:

INDICATIONS

POSOLOGIE ET ADMINISTRATION

CONTRE INDICATIONS

INTÉRACTIONS MÉDICAMENTEUSES

EFFETS IDÉSIRABLES

NOTES:

NOM GÉNÉRIQUE:

NOM COMMERCIAL:

CLASSE:

INDICATIONS

POSOLOGIE ET ADMINISTRATION

CONTRE INDICATIONS

INTÉRACTIONS MÉDICAMENTEUSES

EFFETS IDÉSIRABLES

NOTES:

NOM GÉNÉRIQUE:

NOM COMMERCIAL:

CLASSE:

INDICATIONS

POSOLOGIE ET ADMINISTRATION

CONTRE INDICATIONS

INTÉRACTIONS MÉDICAMENTEUSES

EFFETS IDÉSIRABLES

NOTES:

NOM GÉNÉRIQUE:

NOM COMMERCIAL:

CLASSE:

INDICATIONS

POSOLOGIE ET ADMINISTRATION

CONTRE INDICATIONS

INTÉRACTIONS MÉDICAMENTEUSES

EFFETS IDÉSIRABLES

NOTES:

NOM GÉNÉRIQUE:

NOM COMMERCIAL:

CLASSE:

INDICATIONS

POSOLOGIE ET ADMINISTRATION

CONTRE INDICATIONS

INTÉRACTIONS MÉDICAMENTEUSES

EFFETS IDÉSIRABLES

NOTES:

NOM GÉNÉRIQUE:

NOM COMMERCIAL:

CLASSE:

INDICATIONS

POSOLOGIE ET ADMINISTRATION

CONTRE INDICATIONS

INTÉRACTIONS MÉDICAMENTEUSES

EFFETS IDÉSIRABLES

NOTES:

NOM GÉNÉRIQUE:
NOM COMMERCIAL:

CLASSE:

INDICATIONS

POSOLOGIE ET ADMINISTRATION

CONTRE INDICATIONS

INTÉRACTIONS MÉDICAMENTEUSES

EFFETS IDÉSIRABLES

NOTES:

NOM GÉNÉRIQUE:

NOM COMMERCIAL:

CLASSE:

INDICATIONS

POSOLOGIE ET ADMINISTRATION

CONTRE INDICATIONS

INTÉRACTIONS MÉDICAMENTEUSES

EFFETS IDÉSIRABLES

NOTES:

NOM GÉNÉRIQUE:

NOM COMMERCIAL:

CLASSE:

INDICATIONS

POSOLOGIE ET ADMINISTRATION

CONTRE INDICATIONS

INTÉRACTIONS MÉDICAMENTEUSES

EFFETS IDÉSIRABLES

NOTES:

NOM GÉNÉRIQUE:

NOM COMMERCIAL:

CLASSE:

INDICATIONS

POSOLOGIE ET ADMINISTRATION

CONTRE INDICATIONS

INTÉRACTIONS MÉDICAMENTEUSES

EFFETS IDÉSIRABLES

NOTES:

NOM GÉNÉRIQUE:

NOM COMMERCIAL:

CLASSE:

INDICATIONS

POSOLOGIE ET ADMINISTRATION

CONTRE INDICATIONS

INTÉRACTIONS MÉDICAMENTEUSES

EFFETS IDÉSIRABLES

NOTES:

NOM GÉNÉRIQUE:

NOM COMMERCIAL:

CLASSE:

INDICATIONS

POSOLOGIE ET ADMINISTRATION

CONTRE INDICATIONS

INTÉRACTIONS MÉDICAMENTEUSES

EFFETS IDÉSIRABLES

NOTES:

NOM GÉNÉRIQUE:

NOM COMMERCIAL:

CLASSE:

INDICATIONS

POSOLOGIE ET ADMINISTRATION

CONTRE INDICATIONS

INTÉRACTIONS MÉDICAMENTEUSES

EFFETS IDÉSIRABLES

NOTES:

NOM GÉNÉRIQUE:

NOM COMMERCIAL:

CLASSE:

INDICATIONS

POSOLOGIE ET ADMINISTRATION

CONTRE INDICATIONS

INTÉRACTIONS MÉDICAMENTEUSES

EFFETS IDÉSIRABLES

NOTES:

NOM GÉNÉRIQUE:

NOM COMMERCIAL:

CLASSE:

INDICATIONS

POSOLOGIE ET ADMINISTRATION

CONTRE INDICATIONS

INTÉRACTIONS MÉDICAMENTEUSES

EFFETS IDÉSIRABLES

NOTES:

NOM GÉNÉRIQUE: CLASSE:

NOM COMMERCIAL:

INDICATIONS	POSOLOGIE ET ADMINISTRATION	CONTRE INDICATIONS

INTÉRACTIONS MÉDICAMENTEUSES	EFFETS IDÉSIRABLES	NOTES:

NOM GÉNÉRIQUE:

NOM COMMERCIAL:

CLASSE:

INDICATIONS

POSOLOGIE ET ADMINISTRATION

CONTRE INDICATIONS

INTÉRACTIONS MÉDICAMENTEUSES

EFFETS IDÉSIRABLES

NOTES:

NOM GÉNÉRIQUE: CLASSE:

NOM COMMERCIAL:

INDICATIONS	POSOLOGIE ET ADMINISTRATION	CONTRE INDICATIONS

INTÉRACTIONS MÉDICAMENTEUSES	EFFETS IDÉSIRABLES	
		NOTES:

NOM GÉNÉRIQUE:

NOM COMMERCIAL:

CLASSE:

INDICATIONS

POSOLOGIE ET ADMINISTRATION

CONTRE INDICATIONS

INTÉRACTIONS MÉDICAMENTEUSES

EFFETS IDÉSIRABLES

NOTES:

NOM GÉNÉRIQUE:

NOM COMMERCIAL:

CLASSE:

INDICATIONS

POSOLOGIE ET ADMINISTRATION

CONTRE INDICATIONS

INTÉRACTIONS MÉDICAMENTEUSES

EFFETS IDÉSIRABLES

NOTES:

NOM GÉNÉRIQUE:

NOM COMMERCIAL:

CLASSE:

INDICATIONS

POSOLOGIE ET ADMINISTRATION

CONTRE INDICATIONS

INTÉRACTIONS MÉDICAMENTEUSES

EFFETS IDÉSIRABLES

NOTES:

NOM GÉNÉRIQUE:
NOM COMMERCIAL:

CLASSE:

INDICATIONS	POSOLOGIE ET ADMINISTRATION	CONTRE INDICATIONS

INTÉRACTIONS MÉDICAMENTEUSES	EFFETS IDÉSIRABLES

NOTES:

NOM GÉNÉRIQUE:

NOM COMMERCIAL:

CLASSE:

INDICATIONS

POSOLOGIE ET ADMINISTRATION

CONTRE INDICATIONS

INTÉRACTIONS MÉDICAMENTEUSES

EFFETS IDÉSIRABLES

NOTES:

NOM GÉNÉRIQUE:

NOM COMMERCIAL:

CLASSE:

INDICATIONS

POSOLOGIE ET ADMINISTRATION

CONTRE INDICATIONS

INTÉRACTIONS MÉDICAMENTEUSES

EFFETS IDÉSIRABLES

NOTES:

Printed in France by Amazon
Brétigny-sur-Orge, FR